Castanha-da-Índia e Associações no Manejo da Insuficiência Venosa Crônica

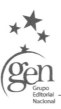

O GEN | Grupo Editorial Nacional – maior plataforma editorial brasileira no segmento científico, técnico e profissional – publica conteúdos nas áreas de ciências humanas, exatas, jurídicas, da saúde e sociais aplicadas, além de prover serviços direcionados à educação continuada e à preparação para concursos.

As editoras que integram o GEN, das mais respeitadas no mercado editorial, construíram catálogos inigualáveis, com obras decisivas para a formação acadêmica e o aperfeiçoamento de várias gerações de profissionais e estudantes, tendo se tornado sinônimo de qualidade e seriedade.

A missão do GEN e dos núcleos de conteúdo que o compõem é prover a melhor informação científica e distribuí-la de maneira flexível e conveniente, a preços justos, gerando benefícios e servindo a autores, docentes, livreiros, funcionários, colaboradores e acionistas.

Nosso comportamento ético incondicional e nossa responsabilidade social e ambiental são reforçados pela natureza educacional de nossa atividade e dão sustentabilidade ao crescimento contínuo e à rentabilidade do grupo.

Castanha-da-Índia e Associações no Manejo da Insuficiência Venosa Crônica

Mauro Geller
Professor Titular de Imunologia e Microbiologia da Faculdade de Medicina do Centro Universitário Serra dos Órgãos (Unifeso) e do Curso de Pós-Graduação em Imunologia Clínica do Instituto de Pós-Graduação Médica Carlos Chagas. Coordenador do Setor de Facomatoses – Genética Médica da Universidade Federal do Rio de Janeiro (UFRJ). Professor da Pós-Graduação em Clínica Médica da UFRJ. Professor Colaborador da New York University Medical School. Pós-Doutorado em Imunogenética pela Harvard University. Doutor em Clínica Médica pela UFRJ. Especialização em Imunologia pela Universidade Federal Fluminense (UFF). Especialista em Clínica Médica pela Santa Casa de Misericórdia do Rio de Janeiro.
Membro Titular da Academia de Medicina do Estado do Rio de Janeiro (ACAMERJ).
Membro Titular da Academia Brasileira de Medicina Militar (ABMM).

Mendel Suchmacher
Professor de Imunologia Clínica do Instituto Carlos Chagas de Pós-Graduação Médica, RJ.
Mestrado em Gerenciamento, Pesquisa de Desenvolvimento na Indústria Farmacêutica pela Fundação Oswaldo Cruz (Fiocruz).
Membro do American College of Physicians
Especialista em Clínica Médica, Hematologia e Hemoterapia.
Membro Titular da ACAMERJ.

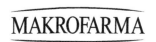

- Os autores deste livro e a editora empenharam seus melhores esforços para assegurar que as informações e os procedimentos apresentados no texto estejam em acordo com os padrões aceitos à época da publicação, *e todos os dados foram atualizados pelos autores até a data do fechamento do livro*. Entretanto, tendo em conta a evolução das ciências, as atualizações legislativas, as mudanças regulamentares governamentais e o constante fluxo de novas informações sobre os temas que constam do livro, recomendamos enfaticamente que os leitores consultem sempre outras fontes fidedignas, de modo a se certificarem de que as informações contidas no texto estão corretas e de que não houve alterações nas recomendações ou na legislação regulamentadora.
- Data do fechamento do livro: 17/11/2021.
- Os autores e a editora se empenharam para citar adequadamente e dar o devido crédito a todos os detentores de direitos autorais de qualquer material utilizado neste livro, dispondo-se a possíveis acertos posteriores caso, inadvertida e involuntariamente, a identificação de algum deles tenha sido omitida.
- **Atendimento ao cliente: (11) 5080-0751 | faleconosco@grupogen.com.br**
- Direitos exclusivos para a língua portuguesa
  Copyright © 2022 by
  Editora Guanabara Koogan Ltda.
  Uma editora integrante do GEN | Grupo Editorial Nacional
  Travessa do Ouvidor, 11
  Rio de Janeiro – RJ – CEP 20040-040
  www.grupogen.com.br

  Reservados todos os direitos. É proibida a duplicação ou reprodução deste volume, no todo ou em parte, em quaisquer formas ou por quaisquer meios (eletrônico, mecânico, gravação, fotocópia, distribuição pela Internet ou outros), sem permissão, por escrito, da Editora Guanabara Koogan Ltda.
- Capa: Bruno Gomes.
- Editoração eletrônica: IO Design.
- Ficha catalográfica

CIP-BRASIL. CATALOGAÇÃO NA PUBLICAÇÃO
SINDICATO NACIONAL DOS EDITORES DE LIVROS, RJ

G282c

Geller, Mauro
  Castanha-da-índia e associações no manejo da insuficiência venosa crônica / Mauro Geller, Mendel Suchmacher. - 1. ed. - Rio de Janeiro : Guanabara Koogan, 2022.
  50 p. : il. ; 19 cm.

  Inclui bibliografia
  ISBN 9788527738552

  1. Vasos sanguíneos - Doenças - Tratamento. 2. Plantas medicinais. 3. Castanha-da-índia - Uso terapêutico. 4. Etnofarmacologia. I. Suchmacher, Mendel. II. Título.
  21-73912
  CDD: 615.321
  CDU: 615.012:582.746.56

Meri Gleice Rodrigues de Souza - Bibliotecária - CRB-7/6439

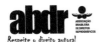

Agradecimentos

Os autores externam seu apreço a todos que incentivaram e apoiaram para que este compêndio fosse concretizado visando uma compreensão atualizada dos aspectos mais relevantes da fitoterapia aplicada no tratamento de alterações vasculares desencadeadas pela insuficiência venosa crônica.

Agradecemos ao professor Helio Rzeltena e à doutora Cristiane Soares pelas sugestões e revisões realizadas.

Aos acadêmicos Luiz Henrique Sales Nunes e Rafaella Carneiro, pela colaboração ativa na revisão bibliográfica.

À Makrofarma Farmacêutica, pelo constante apoio e incentivo na elaboração desta obra.

Mauro Geller
Mendel Suchmacher

Foreword

As a practicing endocrinologist/diabetologist in New York City, I frequently consult on patients' supplements for diabetes which is a progressive vasculopathy.

Examining the literature and anecdotal use of supplements, we observe that phytotherapy through anti-inflammatory effects has a huge therapeutic potential in vasculopathies.

Assuming chronic venous insufficiency is an incurable, but highly manageable ailment, specialized physicians and associated health professionals are supposed to search for scientifically based resources in every available discipline.

Herbal pharmacology has been, for centuries, an information provider of plant species and derivative molecules that promote venous wall stability and permeability control, as well as clinical symptomatic relief, as such it should represent an invaluable medical resource for doctors involved in the daily endeavor of providing health and wellbeing to their patients.

We believe this groundbreaking compendium comprises a significant body of knowledge made available for the first time to Brazilian vascular medicine.

I congratulate Dr. Mauro Geller, with whom I have collaborated for many years, and the initiative of his co-author, Dr. Mendel Suchmacher, in organizing such a vast amount of information that should be appreciated by all those involved in the diagnosis of vasculopathies and their management with phytotherapy in Brazil and globally.

Spyros G. E. Mezitis, MD, PhD
Assistant Professor in Endocrinology/Clinical Medicine
Weill Medical College of Cornell University
Attending Physician and Clinical Investigator
New York-Presbyterian Hospital/Weill Cornell Medicine
Lenox Hill Hospital/Northwell Health
New York, New York

Apresentação

Como endocrinologista/diabetologista na cidade de Nova York, costumo avaliar os suplementos para os pacientes com diabetes, que se apresenta como uma vasculopatia progressiva.

Examinando a literatura e o uso anedótico de suplementos, observamos que a fitoterapia, por meio de efeitos anti-inflamatórios, possui um grande potencial terapêutico nas vasculopatias.

Visto que a insuficiência venosa crônica é uma doença incurável, mas altamente controlável, médicos especializados e profissionais de saúde da área devem buscar recursos com base científica em todas as disciplinas disponíveis.

A farmacologia das plantas medicinais tem sido, por séculos, uma excelente fonte de informações sobre espécies e moléculas derivadas que atuam e proveem maior estabilidade da parede venosa e da permeabilidade vascular, bem como o alívio sintomático clínico. Portanto, esta obra é um recurso inestimável para médicos e profissionais de saúde envolvidos na tarefa diária de proporcionar saúde e bem-estar aos seus pacientes.

Acreditamos que este compêndio inovador reúne um conjunto significativo de conhecimentos disponibilizado pela primeira vez à medicina vascular brasileira.

Parabenizo o Dr. Mauro Geller, com quem colaboro há muitos anos, e seu coautor, Dr. Mendel Suchmacher, em organizar informações que devem ser apreciadas por todos os envolvidos no diagnóstico das vasculopatias e seu manejo por meio da fitoterapia no Brasil e no mundo.

Spyros G. E. Mezitis, MD, PhD
Assistant Professor in Endocrinology/Clinical Medicine
Weill Medical College of Cornell University
Attending Physician and Clinical Investigator
New York-Presbyterian Hospital/Weill Cornell Medicine
Lenox Hill Hospital/Northwell Health
New York, New York

Prefácio

O registro histórico mais antigo conhecido da Medicina Herbária data de 2.300 a.C., ano aproximado da morte de Ötzi, um caçador encontrado congelado em 1993 nos Alpes de Venoste, entre a Itália e a Áustria. Dos 70 itens encontrados com seu corpo, identificou-se uma tira de couro com uma espécie de fungo de propriedades antiemetogênicas (*Fomitopsis betulina*), possivelmente destinado ao controle sintomático de tricuríase, helmintíase da qual era portador (Zink, 2019). Desde então, a história dessa modalidade terapêutica evoluiu de forma indissociável à de todas as sociedades humanas. De fácil acesso e demandando técnicas simples de preparo, as plantas foram enxergadas pelos curandeiros como uma fonte de recursos farmacêuticos, não esgotada até os dias de hoje.

Em nosso país, os indígenas que aqui chegaram vindos da Ásia trouxeram consigo conhecimento farmacotécnico herbário, ampliado com a incomensurável flora sul-americana que encontraram. A esse conhecimento farmacoétnico, somou-se aquele de europeus e africanos que vieram ao nosso continente com o Descobrimento. Embora à Era Moderna a Fitomedicina tenha enfrentado certo ceticismo no meio médico brasileiro, a abordagem científica a ela implementada já no século XX foi capaz de romper essa barreira de maneira gradativa. Atualmente, reconhecida e regulamentada em todos os âmbitos da saúde humana, os imensuráveis recursos medicamentosos providos pela etnofarmacologia beneficiam diariamente pacientes em nosso país.

Como médico especialista em doenças vasculares, sou capaz de testemunhar a influência positiva de medicamentos e moléculas extraídos de plantas em indivíduos com doenças correlatas, quando corretamente indicados e manejados de forma segura. Acredito, portanto, que o trabalho do Dr. Geller e colaboradores traz uma importante contribuição à especialidade de farmacologia vascular, mais especificamente no manejo da insuficiência venosa crônica (IVC), tão prevalente em nosso meio.

Nossa expectativa é de que o conteúdo desta obra encontre ressonância dentro da especialidade de Angiologia, contribuindo, dessa forma, para o bem-estar de milhares de indivíduos com IVC no Brasil.

Prof. Dr. Marcio Alberto Steinbruch
Médico Angiologista/Cirurgião Vascular
Médico do Hospital Albert Einstein
Acadêmico Titular da ACAMERJ

Lista de siglas e abreviaturas

Sigla	Definição
ADF	Associação de dose fixa
Anvisa	Agência Nacional de Vigilância Sanitária
ATC	*Anatomical Therapeutic Chemical*
C	Classe
CEAP	*Clinical, etiology, anatomy, pathophysiology*
COX-2	Ciclo-oxigenase tipo 2
EAV	Escala analógica visual
EMA	European Medicines Agency
FDA	United States Food and Drug Administration
GSH	Glutationa
h	Horas
IMAO	Inibidor da monoamina oxidase
IMC	Índice de massa corporal
ITU	Infecção do trato urinário
IVC	Insuficiência venosa crônica
mg	Miligrama
mmHg	Milímetro de mercúrio
NF-kB	Fator nuclear potenciador da cadeia leve kappa de células B ativadas
NIH	National Institutes of Health
OMS	Organização Mundial da Saúde
OTC	*Over the Counter*
RDC	Resolução de Diretoria Colegiada
$t_{máx}$	Tempo para atingir a concentração plasmática máxima
TPM	Tensão pré-menstrual
V	Visita

Sumário

Introdução, 1

Breve histórico da farmacologia botânica, 3

1. Aspectos químicos, botânicos e de etnofarmacologia da castanha-da-índia e associações, 5

2. Epidemiologia, definição de insuficiência venosa crônica, causas e fatores predisponentes, 15

3. Instalação e quadro clínico, 17

4. Diagnóstico, 21

5. Tratamento, 23

   5.1. Conservador, 23

   5.2. Invasivo, 23

   5.3. Medicamentoso, 24

6. Base racional para castanha-da-índia e associações como combinação de dose fixa, 33

7. Indicação da castanha-da-índia e associações, 39

8. Segurança da castanha-da-índia e associações, 41

   8.1. Tolerabilidade, 41

   8.2. Interações medicamentosas, 41

9. Conclusões, 43

Glossário, 45

Bibliografia, 47

Castanha-da-Índia e Associações no Manejo da Insuficiência Venosa Crônica

Introdução

A IVC é uma síndrome de prevalência antiga na história médica. Por esse motivo, encontramos evidências do uso etnofarmacológico de espécies de plantas desde a Antiguidade, buscadas na flora de diversas regiões do mundo como parte do esforço para seu manejo sintomático. Mesmo em nossos dias, a IVC permanece um importante desafio clínico e cirúrgico, não havendo ainda tratamento curativo. Como um direcionamento no desenvolvimento terapêutico da IVC, espécies vegetais têm sido recicladas por meio de técnicas de farmacoprodução e de pesquisa clínica modernas, ampliando sua eficácia e segurança já estabelecidas secularmente. Este compêndio tem por objetivo detalhar tecnicamente uma associação de espécies e derivados correspondentes da castanha-da-índia, salsaparrilha, erva-de-bicho, rutina e quercetina, indicados no controle sintomático da IVC.

Breve histórico da farmacologia botânica

Devido ao fato de servirem como fonte de vestuário, abrigo, alimentos – e também como medicamentos –, as espécies vegetais têm sido ligadas de forma indissociável ao desenvolvimento humano, em todas as sociedades. Seu uso como fármacos esteve inicialmente associado à espiritualidade, com feiticeiros e xamãs buscando subserviência das forças divinas que acreditavam ser inerentes às próprias, com o objetivo de curar doenças ou aliviar sintomas dos membros de suas comunidades. Posteriormente, à medida que a medicina se tornou uma área de domínio mais acadêmico, o antigo conhecimento fitoterápico passou a ser identificado como parte de uma prática primitiva e sem base técnica. Desde a Renascença até o século XIX, portanto, vários autores e escolas de Medicina Herbária europeia e de culturas colonizadas mantiveram-se em disputa com a emergente medicina científica acerca do valor dos métodos empíricos tradicionais de aplicação das plantas medicinais.

Já a partir do século XIX, ambas as disciplinas se direcionaram para uma postura mais conciliatória, na qual as antigas plantas passaram a ser submetidas ao escrutínio químico como qualquer outro fármaco sintético, com a determinação de seus princípios ativos, descrição química e titulagem na parte da planta de interesse – raiz, caule, folhas, frutos, sementes e flores –, o que resultou em um formidável progresso à especialidade. Belos exemplos de substâncias químicas com ação farmacológica desenvolvidas pela Farmacologia de nosso tempo, como a efedrina, a morfina e a digoxina, sempre existiram nas espécies *Ephedra sinica*, *Papaver somniferum* e *Digitalis purpurea*, respectivamente, utilizadas ao longo da História. De fato, estima-se que 25% dos fármacos hoje fabricados de forma convencional têm plantas como sua matéria-prima.

Em nosso país, há uma cultura fitoterápica riquíssima proporcionada pela imensa diversidade botânica, pela cultura indígena e pela imigração estrangeira. Hoje, estudada de forma multidisciplinar por médicos, farmacêuticos, químicos, botânicos e antropólogos, a Fitomedicina brasileira representa um sucesso técnico e comercial que a coloca entre as mais desenvolvidas no mundo. Tanto a fabricação quanto a prática são regulamentadas pela Anvisa por meio, inclusive, das RDCs nº 296, de 29/11/2004, e nº 84, de 17/6/2016.

1. Aspectos químicos, botânicos e de etnofarmacologia da castanha-da-índia e associações

A castanha-da-índia (castanheiro-da-índia, *Aesculus hippocastanum*) é uma espécie de árvore originária da Ásia Ocidental pertencente à família das Hippocastanaceae. Foi introduzida na Europa no século XVII, inicialmente nos Bálcãs, disseminando-se amplamente por áreas habitadas onde floresce durante a primavera. O uso etnofarmacológico original da castanha-da-índia era veterinário, quando os turcos a ofereciam para cavalos com distúrbios pulmonares (daí o termo *hippocastanum*). Seu uso comestível não é factível devido ao sabor amargo, porém sua farinha é útil na produção cosmética e sua polpa, na fabricação de sabões. Quimicamente, seus derivados farmacologicamente ativos – especialmente a escina (ver adiante) – são classificados no grupo químico das saponinas. Especificamente entre as espécies das Hippocastanaceae, as saponinas são do tipo triterpênico. A extração da escina é obtida da planta seca geralmente por meio do álcool ou de soluções hidroalcoólicas, técnicas de maceração, decocção e percolação. Em seres humanos, há descrições de uso tradicional da castanha da *A. hippocastanum* nas seguintes manifestações e indicações:

- IVC e hemorroidas
- Controle da febre
- Diarreia (pela ação de adstringentes derivados de sua casca)

- Anticoagulação
- Antifebril (quando servida como decocção)
- Antiflogístico articular
- Antimalárico (substituindo a cinchona peruana)
- Equimoses, flebites e úlceras varicosas (uso externo).

Trata-se da segunda espécie vegetal com maior número de derivados registrado na Anvisa. Há relatos de morte após sua ingestão por crianças, uma vez que todas as suas partes são tóxicas se consumidas *in natura*. A **Figura 1** retrata a apresentação morfológica da planta (Anvisa, 2021; Dutra, 2012; EMA, 2020; Gallelli, 2019; McIntyre, 2012; NIH, 2021; No authors, 2009; PDR, 2008; Reader's Digest, 1999; Simões, 1999; Sirtori, 2001; Suter, 2006).

A salsaparrilha é um gênero de plantas trepadeiras que abrange mais de 200 espécies existentes em regiões mediterrâneas europeias e tropicais, diferenciáveis entre si por perfis morfoanatômicos e químicos específicos, entre elas

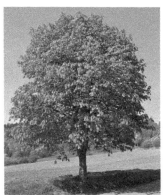
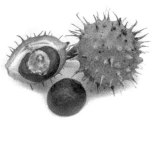

Figura 1 Aspectos morfológicos botânicos da árvore e da castanha de *A. hippocastanum*. (Fonte: iStock - ID: 184741445).

a *Smilax papyracea*, que faz parte do rol de 13 espécies descritas de salsaparrilha presentes desde a América Central à América do Sul. Nas Américas, sua exploração comercial por portugueses e espanhóis está descrita desde o século XVI, sendo utilizada por piratas para o tratamento de sífilis. Especificamente no Rio de Janeiro, a inserção de derivados de sua raiz e caule na composição de fitoterápicos contendo outras espécies está documentada em receituários aviados na botica do Mosteiro de São Bento para indicações como a sífilis, bem como no seu compêndio "Livros de Receitas de Medicamentos". "Xarope de salsaparrilha composto" ou "xarope de *cuisinier*" eram denominações "comerciais" utilizadas. Seus ativos são administrados tradicionalmente como um chá, com o consumo de seus rizomas, caules e folhas como alimentos. Em seres humanos, há descrições de uso tradicional de *Smilax* spp. nas seguintes manifestações e indicações:

- Sífilis, hanseníase e leptospirose (ação de suas saponinas esteroidais – ver adiante)
- Asma brônquica e como expectorante
- Como miotônico para melhora do desempenho muscular
- Distúrbios urinários (ITU, cálculos de vias urinárias, incontinência)
- Depressão (em especial durante a menopausa)
- Como anti-inflamatório, em manifestações articulares e autoimunes (psoríase e colite ulcerativa), bem como uricosúrico na gota
- Distúrbios reprodutivos (disfunção erétil, baixa libido)
- Manifestações ginecológicas (TPM, regulador do ciclo menstrual, cólicas menstruais, fogachos).

Quimicamente, seus derivados farmacologicamente ativos são classificados como saponinas esteroidais. As saponinas são classificadas em dois grupos, de acordo com a estrutura da sua aglicona: (1) saponinas esteroidais, encontradas nas monocotiledôneas; e (2) saponinas triterpênicas, encontradas nas dicotiledôneas. Outras classes químicas achadas no gênero são os flavonoides (p. ex., quercetina – ver adiante) e ácidos fenólicos. Sendo também uma saponina, o método de extração dos princípios ativos da *Smilax papyracea* é semelhante ao da castanha-da-índia. A **Figura 2** retrata a apresentação morfológica da planta na natureza (Martins, 2009; Medeiros, 2007; Park, 2014; Reader's Digest, 1999; Simões, 1999; Soares, 2010; Soares, 2013).

A família das Polygonaceae engloba 59 gêneros, que incluem cerca de 1.300 espécies de planta trepadeira angiospérmica. Em seres humanos, há descrições de uso

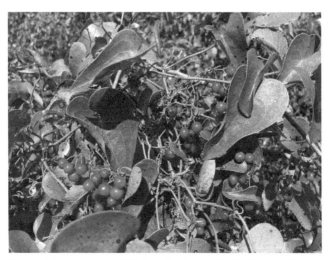

Figura 2 Aspectos morfológicos botânicos de *Smilax* spp. (Fonte: iStock - ID: 1284932768).

tradicional de *Polygonum* spp. nas seguintes manifestações e indicações:

- Inflamação e analgesia articular
- Hemorroidas e problemas circulatórios (IVC, fragilidade capilar)
- Anti-hipertensivo e anti-hipotensivo
- Manifestações cutâneas
- Processos inflamatórios de epitélio respiratório
- Melhora do desempenho muscular e mental em idosos
- Distúrbios reprodutivos (hipospermia, sintomas menopausais, baixa libido).

À medida que seus constituintes químicos foram sendo especificados (glicosídeos fenólicos, taninos, antraquinonas), novos direcionamentos terapêuticos científicos foram propostos, como inibição das tirosinoquinases (oncoterapia), antioxidação e atividade antimicrobiana. Especificamente dentro do gênero *Polygonum*, há espécies de importância etnofarmacológica, como o *Polygonum acre* (erva-de-bicho), de origem asiática, encontrada em regiões temperadas, tropicais e subtropicais e identificada em todos os estados do Brasil. Extração aquosa e alcoólica são farmacotécnicas de extração empregadas. Folhas, caule e raiz da espécie são usados sob a forma de infusos, tinturas ou banhos. Em seres humanos, há descrições de uso tradicional de *Polygonum acre* nas seguintes manifestações e indicações:

- Hemorroidas (sob a forma de banho de assento)
- Como anti-hemorrágico
- Expectorante
- Má circulação, varizes e úlceras varicosas
- Controle da escabiose.

A **Figura 3** retrata a apresentação morfológica da planta (Ayaz, 2020; Ministério da Saúde e Anvisa, 2014; Sofiati, 2009; Tonny, 2017).

A quercetina é um flavonoide pertencente à subclasse dos flavonóis, representando 95% de todos os flavonoides da dieta humana. É encontrada em alimentos, como cacau, alho, couve, maçã, vinho tinto e uva, morango, rosa-mosqueta, cebola, chia, brócolis, vagem, cerveja, café e chá-verde. A **Figura 4** mostra a estrutura química básica de um flavonoide. No que concerne a espécies de planta de valor farmacognósico, a quercetina é extraída da bistorta (*Polygonum bistorta* L.), filipêndula (*Filipendula ulmaria* L.) e fava-d'anta (*Dimorphandra mollis*), esta última ilustrada na **Figura 5**.

Em seres humanos, há descrições do uso tradicional da substância das espécies citadas nas seguintes manifestações e indicações:

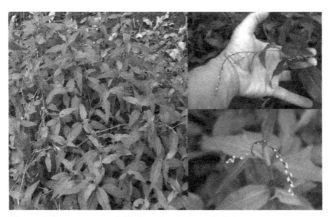

Figura 3 Aspectos morfológicos botânicos de *Polygonum acre*. (Fonte: Ministério da Saúde e Anvisa, 2014).

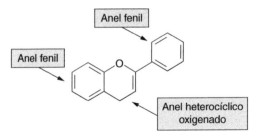

Figura 4 Estrutura química básica de um flavonoide, com componentes cíclicos indicados. (Adaptada de Simões, 1999).

- Analgesia (influência sobre receptores de sistemas nociceptivos serotoninérgico e adrenérgico)
- Anti-inflamatório (inibição sobre a via do ácido araquidônico)
- Hipotensor e cardiotônico
- Anti-helmíntico
- Descongestionante
- Antiemético e antipirético
- Sedativo.

Sua capacidade antioxidativa, especialmente sobre o endotélio vascular, é um aspecto explorado mais recentemente na Farmacologia moderna. Os métodos de extração química da quercetina utilizados são, respectivamente, por espécie-fonte: (1) metanol absoluto (uvaia – *Eugenia pyriformis*); (2) acetona (tagetes – *Tagetes patula*); e (3) hidrólise ácida da rutina (fava-d'anta). A substância também pode ser obtida com a degradação enzimática da rutina pelo fungo *Aspergillus niger* (Behling, 2008; Filho, 2005; Machado, 2008; PDR, 2008; Santos, 2010; Simões, 1999; Souza, 2009).

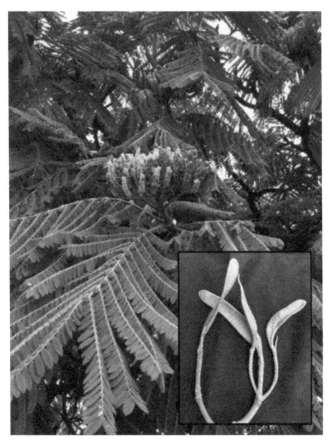

Figura 5 *Dimorphandra mollis*, com um exemplar de seu fruto no encarte. (Fonte: Tomba, 2015).

A rutina (classificação ATC C05CA51) é um flavonoide encontrado no trigo-sarraceno, no maracujá, na acácia-do-japão (*Sophora japonica*), na estrelícia (*Strelitzia reginae*), **(Figura 6)**, na cana-da-índia (*Canna indica*), assim como em espécies de eucalipto, brócolis, alho, cebola, chá e maçã.

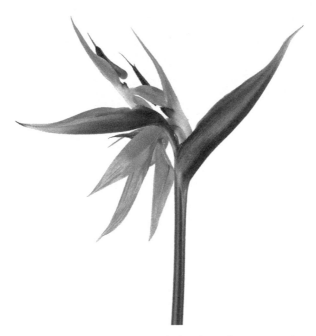

Figura 6 Aspectos morfológicos da flor de *Strelitzia reginae*. (Fonte: iStock - ID: 1184138243).

Sua denominação provém do nome *Ruta graveolens* (arruda), espécie também rica na substância, tendo papel fisiológico na absorção da vitamina C no tubo digestivo. Em seres humanos, há descrições do uso tradicional da substância nas seguintes manifestações e indicações:
- Hemorroidas, fragilidade capilar, IVC e microangiopatias
- Retinopatia microangiopática diabética
- Ação antialérgica
- Hipotensor
- Prevenção de abortamento.

As demais atividades farmacognósicas incluem antioxidação, bem como efeitos neuroprotetores e cardioprotetores. A rutina também tem relevância como pró-droga da quercetina. Métodos de extração vegetal úteis são por refluxo quente, assistida por ultrassom, assistida por micro-ondas e líquida pressurizada (Altinterim, 2014; Ganeshpurkar, 2017; Gong, 2010; Negahdari, 2021).

2. Epidemiologia, definição de insuficiência venosa crônica, causas e fatores predisponentes

Por meio de um levantamento epidemiológico de trabalhos internacionais publicados desde 1942 até a época da redação de seu artigo, Beebe-Dimmer et al. (2005) puderam estabelecer os seguintes padrões de prevalência: (1) IVC, de 1 a 17% e de 1 a 40% em homens e mulheres, respectivamente; e (2) veias varicosas, de 2 a 56% e de 1 a 73% em homens e mulheres, respectivamente (Beebe-Dimmer, 2005). Com o objetivo de avaliar a carga da IVC em nível mundial, Bogachev et al. (2019) destacaram os seguintes achados de relevância epidemiológica relativos a pacientes e condutas médicas: (1) sexo feminino; (2) média de idade ao diagnóstico, 54 anos; (3) IMC médio, 26,8 kg/m²; (4) classificação CEAP, respectivamente – C0, 3,6%; C1, 19,4%; C2, 21,8%; C3, 32%; e C4-C6, 23,2%; (5) prevalência de queixas sintomáticas, 89,6%; (6) intensidade média de EAV > 5 (0 a 10) para todos os níveis de CEAP, 89,6%; (7) taxa de prescrição de tratamento conservador isolado (medicamentos vasoativos, meias compressivas e mudança de estilo de vida), 78,3%; (8) taxa de tratamento combinado conservador e cirúrgico, 21,6%; (8) taxa de adesão, respectivamente – medicamentos vasoativos, 62,3%; e meias compressivas, 29,1%; e (9) taxa de alívio sintomático com tratamento conservador, > 96% (Bogachev et al., 2019).

A IVC de membros inferiores é definida como a incompetência do sistema venoso superficial, do sistema venoso profundo, das veias perfurantes e das válvulas venosas em fazer fluir o sangue de volta ao coração. Há diversas causas e fatores predisponentes para esse distúrbio, como fragilidade valvular ou parietal venosa de natureza genética, idade mais avançada, história familiar, sexo feminino, fatores hormonais (gravidez e hormonioterapia exógena), obesidade, ortostase laboral, grau de atividade física e sedentarismo (Youn, 2019).

3. Instalação e quadro clínico

Do ponto de vista etiopatogênico, a IVC se caracteriza pelos seguintes fatores: (1) lesão endotelial por hipoxia acarretando diminuição da síntese celular de proteínas citoesqueléticas e de junção intercelular; (2) espessamento de membrana basal; (3) liberação de fatores pró-inflamatórios; (4) estresse oxidativo; e (5) microtrombogenicidade. O resultado corresponderá a um aumento da permeabilidade vascular, incompetência da musculatura lisa venosa, redução do fluxo luminal sanguíneo de retorno e estase sanguínea. Essas anormalidades se complicarão como hipertensão venosa, edema intersticial de pernas e problemas de vascularidade sanguínea secundários à compressão arterial e microvascular extrínseca (Santler, 2017; Youn, 2019).

Clinicamente, tais alterações se traduzirão como dor (distensão parietal vascular), sensação de peso em pernas (edema) e cãibras noturnas (compressão vascular arterial secundária ao edema circunjacente), bem como espessamento e hiperpigmentação na pele (extravasamento sanguíneo). O comprometimento inicial pode ocorrer no sistema venoso profundo e se estender ao sistema venoso superficial, limitar-se ao sistema venoso superficial ou localizar-se em um vaso específico. De toda forma, a incompetência de uma veia e/ou válvula poderá levar à hipertensão de todo o sistema venoso tributário àquela veia, complicando-se com sua dilatação e varicosidade. A classificação CEAP é a mais utilizada para graduar a gravidade dessa síndrome (Santler, 2017; Youn, 2019):

- C0: a IVC compromete clinicamente o sistema venoso superficial, não havendo sinais externos da síndrome
- C1: compromete as veias reticulares, que se mostram como aranhas vasculares. Pode haver comprometimento inicial do sistema venoso profundo, porém sem sinais semióticos externos
- C2: há comprometimento clínico das veias reticulares sob a forma de varizes (varicosidades), bem como alterações das veias perfurantes e do sistema venoso profundo (porém, ainda sem sinais semióticos externos)
- C3: há comprometimento estrutural dos vasos perfurantes e do sistema venoso profundo; nesse último, a alteração se expressa externamente como edema, podendo inclusive obscurecer as varizes; a visualização do sistema venoso profundo exigirá o uso de técnicas de ultrassonografia, conforme mostra a **Figura 7**
- C4: o edema se organiza como uma intumescência "dura"; a ruptura das varicosidades acarreta pigmentação ou eczema
- C5: distúrbios de vascularização dérmica consequentes ao edema crônico causam comprometimento estrutural da pele, com sangramento e formação de úlceras (que, todavia, ainda cicatrizam, conforme mostra a **Figura 8**
- C6: há úlcera venosa ativa, isto é, que não é capaz de cicatrizar de maneira espontânea.

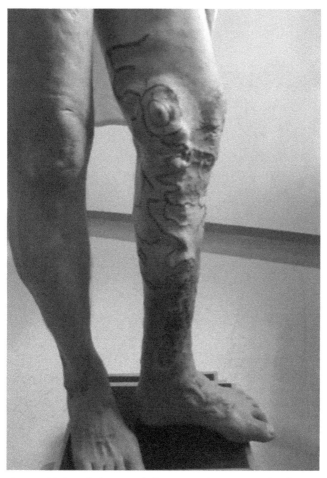

Figura 7 Varicosidades assinaladas compatíveis com a classificação C3 da CEAP. (Fonte: Pimenta, 2018).

20 Castanha-da-Índia e Associação no Manejo da Insuficiência Venosa Crônica

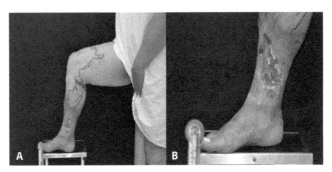

Figura 8 Varicosidades assinaladas. **A.** Com complicação correspondente sob a forma de ulcerações de perna ilustrada. **B.** Alterações compatíveis com a classificação C5 da CEAP. (Fonte: Pimenta, 2018).

4. Diagnóstico

O diagnóstico é clínico e ultrassonográfico, sendo a ecografia Doppler a modalidade mais utilizada. O exame identificará tortuosidades e dilatações parietais vasculares, incompetência valvular e problemas de refluxo sanguíneo, bem como apontará os locais de acometimento, tanto no sistema venoso superficial quanto no sistema venoso profundo (Santler, 2017; Youn, 2019).

5. Tratamento

5.1 Conservador

A abordagem conservadora da IVC consiste essencialmente nas seguintes medidas (Santler, 2017; Youn, 2019):

* **Meias compressivas:** impedem, de maneira mecânica, o ingurgitamento de veias cronicamente insuficientes por meio dos seguintes mecanismos: (1) redução do lúmen vascular; (2) inibição da transudação; e (3) redução do contato dos fatores da via intrínseca da cascata de coagulação com o fator tecidual, inibindo, assim, a trombogênese. Sua compressão é graduada de acordo com o nível de gravidade da IVC: (1) C2 a C3, 20 a 30 mmHg; (2) C4 a C6, 30 a 40 mmHg; e (3) úlceras recorrentes, 40 a 50 mmHg. Suas limitações são dificuldade em calçar as meias, queixas de desconforto constritivo por parte de alguns pacientes e intolerância dérmica
* **Elevação de pernas:** promove o retorno venoso e alivia o edema
* Produtos dermatológicos (cicatrizantes e hidratantes): mantêm a pele hidratada e promovem a antissepsia
* **Curativos oclusivos para as úlceras venosas.**

5.2 Invasivo

A abordagem invasiva da IVC consiste essencialmente nas seguintes medidas (Santler, 2017; Youn, 2019): técnicas endovasculares percutâneas e cirurgia.

5.2.1 Técnicas endovasculares percutâneas

Correspondem à ablação vascular por meio de técnicas de escleroterapia, *laser* ou radiofrequência (térmica). Esses estímulos causam lesão ao endotélio vascular, deflagrando cicatrização local e oclusão. Seu objetivo é obstruir de modo permanente os vasos cronicamente insuficientes e impedir o refluxo sanguíneo (o sangue venoso que passaria pelo ponto ocluído seria desviado para outras veias competentes). Um cateter endovascular é inserido através da pele e guiado por ultrassom até o ponto específico a ser tratado. As limitações dessas técnicas são: (1) persistência, em geral, do refluxo venoso; (2) deflagração de trombose local; (3) equimoses de pele; e (4) dor local no pós-procedimento.

5.2.2 Cirurgia

A abordagem cirúrgica consiste na remoção da grande veia safena associada à de grandes veias varicosas. No entanto, tem sido cada vez mais substituída pelas técnicas endovasculares percutâneas, com indicação na presença de aneurismas venosos e história de tromboembolia da grande veia safena. Suas complicações consistem em hematoma local e lesão neural periférica.

5.3 Medicamentoso

O tratamento medicamentoso da IVC é representado pelos vasodilatadores, como a pentoxifilina, um derivado da xantina, cujo mecanismo de ação é o de impedir a liberação local de mediadores inflamatórios, a ativação leucocitária e a agregação plaquetária. Sendo um vasodilatador, esse fármaco é administrado com cautela em indivíduos com condições preexistentes, como insuficiência coronariana, insuficiência autonômica cardiovascular e arritmias cardíacas (Trental. Bulário de produto de pentoxifilina; Santler, 2017). Concernente à fitoterapia, há uma diversificada família de substâncias derivadas de plantas, úteis no manejo da IVC, as quais serão detalhadas adiante.

A castanha-da-índia é uma espécie de árvore cuja semente contém o princípio ativo de importância para IVC, a escina, presente predominantemente no seu cotilédone e que corresponde efetivamente a uma mistura das saponinas alfa e betaescina (a forma ativa), além de quercetina e outras. Sua fórmula estrutural está exemplificada na **Figura 9** (Anvisa, 2021; Dutra, 2012; Idris, 2020; NIH, 2021; No authors, 2019; Ottillinger, 2001).

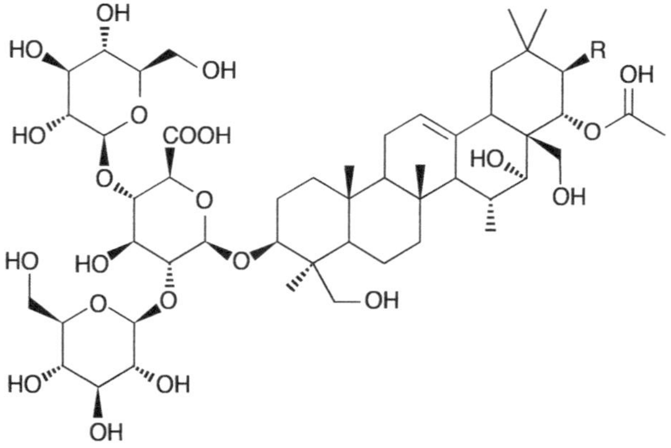

Figura 9 Fórmula da escina em uma de suas apresentações estruturais. (Adaptada de Dutra, 2012).

A farmacodinâmica da escina no âmbito da IVC se resume nos seguintes mecanismos: (1) inibição da liberação de enzimas hidrolíticas (hialuronidase, colagenase) e mediadores inflamatórios no leito venoso; (2) aumento da sensibilidade da musculatura lisa vascular ao cálcio, bem como elevação da produção de prostaglandina F2, com aumento do tônus muscular e fechamento do espaço intercelular endotelial venoso; e (3) inibição da hipoxia endotelial indutora de quimiotaxia e da aderência neutrofílica endotelial. Tais ações culminam na redução da permeabilidade vascular e do edema, bem como na elevação da velocidade de fluxo sanguíneo. Sua ação farmacológica depende de sua ligação a proteínas plasmáticas. A farmacocinética da betaescina se resume nos seguintes parâmetros: (1) $t_{máx}$, cerca de 2 h (após a primeira dose); e (2) meia-vida de eliminação, 6 a 8 h (ambos redutíveis pela ingestão alimentar). A espécie apresentará melhor efeito de preservação do espaço intercelular endotelial venoso e do calibre vascular se iniciada precocemente no tratamento da IVC (embora seu efeito antiedematoso possa prevalecer em estágios intermediários da doença). O tempo mínimo esperado para a melhora clínica é de 4 semanas, sendo seu uso por tempo indeterminado factível com acompanhamento médico (EMA, 2020; Gallelli, 2019; Idris, 2020; Paris, 1993; Simões, 1999; Sirtori, 2001; Suter, 2006; Underland, 2012).

Em um estudo que objetivou comparar a eficácia entre extrato de semente de castanha-da-índia e meias de média compressão em uma amostra de pacientes com IVC, Diehm et al. (1996) randomizaram-na entre três grupos (todos os esquemas com 12 semanas de duração): (1) grupo A (n = 99), meias de média compressão; (2) grupo B (n = 95), castanha-da-índia (equivalente à escina 50 mg, 2 vezes/dia); e (3) grupo placebo (n = 46). Com relação aos resultados: (a) houve redução do edema nos grupos A e B, comparativamente ao grupo placebo (p = 0,002 e p = 0,005, respectivamente); (b) a eficácia entre os grupos A e B foi equivalente; e (c) a tolerabilidade foi aceitável nos grupos A e B. Os autores concluíram que extrato de semente de castanha-da-índia e meias de média compressão são alternativas terapêuticas eficazes no tratamento da IVC (Diehm, 1996).

Estudo duplo-cego em que os investigadores objetivaram comparar a eficácia entre extrato de semente de castanha-da-índia em uma amostra de pacientes com IVC, randomizando-a entre dois grupos (ambos receberam os esquemas por 20 dias): (1) grupo A, extrato seco de castanha-da-índia (n = 25); e (2) grupo placebo (n = 26). Houve melhora estatisticamente significativa ou tendência de melhora no grupo A em relação às seguintes variáveis de eficácia: (a) sensação de peso nas pernas; (b) congestão vascular disestésica; (c) púrpura; (d) dermatite; e (e) sensação de queimação. Reações adversas foram infrequentes e leves. Os autores concluíram que a castanha-da-índia foi eficaz no tratamento da IVC.

Em uma metanálise publicada por Pittler & Ernst (1998) abrangendo 17 ensaios randomizados (n = 1.255) que buscaram estabelecer a eficácia e a segurança de extrato de semente de castanha-da-índia *versus* placebo ou referência no controle da IVC, os achados descritos foram: (1) melhora da dor em pernas; (2) diminuição do volume das pernas; e (3) equivalência terapêutica da castanha-da-índia a meias compressivas. Eventos adversos foram leves e infrequentes. Os autores concluíram que o extrato de semente de castanha-da-índia é eficaz e seguro no tratamento de IVC no curto prazo (Pittler & Ernst, 2012). Os mesmos autores organizaram uma revisão sistemática que objetivou avaliar evidências de eficácia de extrato de semente de castanha-da-índia como tratamento sintomático da IVC. Foram, ao todo, selecionados 13 estudos duplos-cegos e randomizados (*n* = 1.083), que demonstraram em relação à espécie: (1) superioridade da castanha-da-índia sobre placebo; (2) a espécie esteve associada à redução do volume e da circunferência da perna; (3) houve diminuição dos sintomas de dor, prurido, cansaço e tensão em pernas; e (4) reações adversas foram leves e infrequentes. Os autores concluíram que o extrato de semente de castanha-da-índia é superior ao placebo no alívio de sinais objetivos e sintomas subjetivos na IVC (Pittler & Ernst, 1998).

Outra metanálise abrangendo 13 estudos randomizados e 3 estudos observacionais, organizada por Siebert et al. (2002), objetivou determinar a eficácia e segurança da castanha-da-índia no tratamento da IVC. Foram observadas as seguintes mudanças nas pernas a favor da espécie, respectivamente:

- **Estudos randomizados (_n_ = 1.051):** (1) redução no volume; (2) probabilidade de melhora da dor de 1,5 vez; e (3) probabilidade de melhora do prurido de 1,7 vez
- **Estudos observacionais (_n_ = 10.725):** melhora de dor, edema, cansaço e sensação de peso.

Houve eventos adversos leves como toxicidade registrada. Os autores concluíram que a castanha-da-índia parece ser eficaz e segura no tratamento da IVC (Siebert, 2002).

Em um estudo aberto no qual Dickson et al. (2004) objetivaram avaliar a eficácia e a segurança de _A. hippocastanum_ em comprimidos de 50 mg, 2 vezes/dia, por 8 semanas no tratamento de IVC (estadiamento I e II de Widmer) [_n_ = 75]), os resultados foram: (1) taxa de pacientes que julgaram a tolerabilidade como "boa" ou "muito boa", 90 e 95%, respectivamente; (2) melhora sintomática em V3 em relação a V1 (sensação de peso ou tensão, dor, sensação de queimação, prurido e parestesias – valores medianos segundo escala de 0 a 3), estatisticamente significativa ($p < 0,01$ ou $0,001$); (3) circunferência de perna e tornozelo, reduzida em V3 em relação a V1; e (4) avaliação de eficácia pelo paciente como "boa" e "muito boa", 22,6 e 30,6%, respectivamente. Os autores concluíram que _A. hippocastanum_, em comprimidos de 50 mg, é segura, bem tolerada e eficaz no tratamento da IVC (Dickson, 2004).

O mecanismo de ação da quercetina no âmbito da IVC consiste na proteção capilar venosa à custa de suas propriedades anti-inflamatórias: (1) inibição da degranulação de células granulocitárias; (2) modulação da atividade do mediador (NF-kB); (3) ação antioxidativa derivada dessa atividade inflamatória; e (4) modulação da explosão respiratória neutrofílica. Sua farmacocinética é correlata à da rutina (ver adiante), sendo descrita por meio dos seguintes parâmetros: (1) local de absorção, intestino delgado (taxa de absorção, 25%); (2) transportada ao fígado via sistema porta hepático; (3) liga-se à albumina (98%); (4) $t_{máx}$ 0,7 a 7 h; (5) meia-vida de eliminação, 25 h; e (6) taxa de excreção urinária da substância inalterada, < 1% (devido ao extenso metabolismo de primeira passagem em intestino delgado, cólon, rins e fígado) (Behling, 2008; Filho, 2005; Machado, 2008; PDR, 2008; Santos, 2010; Simões, 1999; Souza, 2009).

A rutina corresponde à quercetina ligada ao dissacarídeo rutinose, encontrando-se naturalmente presente no trigo-sarraceno (métodos de extração utilizados: líquida pressurizada, microextração de fase sólida e por ultrassom). A **Figura 10** mostra a fórmula estrutural da rutina.

Sua ação farmacológica dependerá da perda do radical rutinose promovida pela microbiota intestinal, caracterizando, assim, a rutinose como uma pró-droga da quercetina (sua escolha se baseia no fato de a rutina ser mais resistente à oxidação do que a quercetina, proporcionando, teoricamente, maior biodisponibilidade desta). Sua farmacodinâmica pode ser considerada de duas formas:

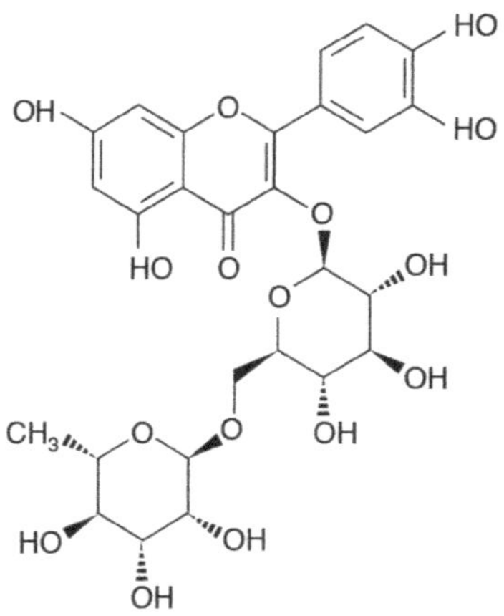

Figura 10 Fórmula estrutural da rutina. (Adaptada de Tomba, 2015).

- **Relacionadas com a quercetina:** idênticas às dessa substância, assumindo que se trata de uma pró-droga da quercetina
- **Próprias da rutina:** (1) ação antioxidativa (proteção tanto ao sistema antioxidante GSH quanto mitocondrial, mediante a modulação de espécies reativas do oxigênio); (2) inibição da agregação plaquetária; e (3) diminuição da permeabilidade capilar.

A farmacocinética da rutina também está relacionada com a da quercetina, a partir do momento da conversão da primeira na segunda. Parâmetros de farmacocinética da rutina propriamente dita são: (1) taxa de absorção da rutina propriamente dita, 17%; e (2) local de absorção, cólon (após a conversão em quercetina; a partir desse ponto, o destino da rutina será como o descrito para a quercetina) (Altinterim, 2014; Chua, 2013; Gong,

2010; PDR, 2008; Simões, 1999). A isoquercetina é outro flavonoide que apresenta propriedades anti-inflamatórias, hipolipemiantes e antioxidantes, e que tem sido desenvolvida com essas orientações farmacológicas (Jayachandran, 2020; Shi, 2021; Wang, 2017).

A salsaparrilha apresenta propriedades antioxidativas (inibição da peroxidação lipídica) e anti-inflamatórias (inibição da COX-2 e do óxido nítrico sintase), ambas associadas a componentes fenólicos flavonoides (p. ex., quercetina e apigenina) contidos em seu rizoma e folhas. A antioxidação especificamente seria justificada pela presença de radicais hidroxila doadores de prótons em seus componentes moleculares. Antioxidação e anti-inflamação podem, assim, representar papel farmacodinâmico no que concerne ao aspecto inflamatório granulocítico, prevalente na microvasculatura venosa durante a IVC (Martins, 2009; Park, 2014). A erva-de-bicho é tradicionalmente utilizada em problemas circulatórios (inclusive IVC, hemorroidas e distúrbios envolvendo fragilidade vascular) (Ayaz, 2020; Ministério da Saúde e Anvisa, 2014; Sofiati, 2009).

6. Base racional para castanha-da-índia e associações como combinação de dose fixa

Cada uma das substâncias contidas na formulação de castanha-da-índia e associações visa abordar individualmente os diversos fatores etiopatogênicos da IVC, como detalhado anteriormente, atuando nesse distúrbio, portanto, de maneira sinérgica:

- **Castanha-da-índia:** (1) inibição da liberação de enzimas, mediadores pró-inflamatórios e da quimiotaxia, bem como de aderência neutrofílica endotelial; (2) aumento do tônus muscular, com elevação da velocidade de fluxo sanguíneo; e (3) fechamento do espaço intercelular endotelial, com diminuição do extravasamento de líquidos

- **Quercetina – ação anti-inflamatória:** (1) inibição da degranulação de células granulocitárias; (2) modulação da atividade do mediador pró-inflamatório NF-kB; (3) ação antioxidativa derivada dessa atividade inflamatória; e (4) modulação da explosão respiratória neutrofílica

- **Rutina:** pró-droga da quercetina, abordando, portanto, os mesmos fatores etiopatogênicos (além de ação antioxidativa direta, antiagregação plaquetária e diminuição da permeabilidade capilar)

- **Salsaparrilha:** ações antioxidativa e anti-inflamatória (inibição da COX-2 e do óxido nítrico sintase)

- **Erva-de-bicho:** antagonismo à fragilidade vascular.

As entidades regulatórias relacionadas a seguir estabeleceram recomendações e justificativas para o uso de ADF, respectivamente.

EMA

Simplificação da terapia que melhore a complacência do paciente.

Como indicação, cada substância proporciona uma contribuição para o efeito alegado.

As substâncias individuais de uma associação fixa podem objetivar aliviar simultaneamente diferentes sintomas de uma condição nosológica. Nesse caso, deve ser pré-requisito que estes sintomas regularmente ocorram simultaneamente em uma intensidade clinicamente relevante e por um período relevante de tempo.

Produtos medicamentosos de associação fixa podem ser indicados como terapia de primeira linha para pacientes que não tenham recebido previamente nenhuma das substâncias, ou como terapia de segunda linha quando a monoterapia não tiver demonstrado uma razão risco-benefício satisfatória (EMA, 1996).

FDA

Duas ou mais drogas podem ser combinadas em uma forma de dosagem única, quando cada componente fizer uma contribuição para os efeitos alegados e a dosagem de cada componente (quantidade, frequência, duração) for tal que a associação seja segura e eficaz para uma população de pacientes significativa requerendo tal terapia simultânea, como definido no rótulo da droga.

Ingredientes ativos de Categoria I pertencentes a categorias terapêuticas diferentes podem ser associados para tratar diferentes sintomas simultaneamente, somente se cada ingrediente estiver presente dentro de uma faixa de dosagem segura e eficaz estabelecida e a associação corresponder à política de associação para OTC em todos os outros aspectos.

Ingredientes ativos de Categoria I pertencentes à mesma categoria terapêutica que apresentem diferentes mecanismos de ação, podem ser associados para tratar os mesmos sintomas ou doença se a associação corresponder à política de associação para OTC em todos os aspectos, e se a associação se encontrar em uma base risco-benefício igual ou superior a cada um dos ingredientes ativos utilizados isoladamente em sua dose terapêutica. Tais associações podem utilizar cada ingrediente ativo em dosagem terapêutica plena ou dosagem subterapêutica, como apropriado (FDA, 1978; FDA, 2020).

Organização Mundial da Saúde

Vantagens de associações de dose fixa: (1) drogas que são normalmente administradas em associação são mais convenientemente prescritas e consumidas como ADF, (2) alega-se melhor complacência do paciente, (3) é mais barato adquirir um produto de ADF do que adquirir os produtos ([N.T.: seus princípios ativos individuais] separadamente e (4) a logística de obtenção e distribuição são mais simples (o que pode ser especialmente importante em áreas remotas) (WHO, 2003).

Anvisa

Dentre as questões terapêuticas, deve-se observar que uma associação se justifica quando existe uma população definida

*que será beneficiada pela terapia combinada. O mesmo racio-
cínio se aplica quando o objetivo da associação é aliviar
diferentes sintomas de uma doença. É necessário que tais
sintomas ocorram de forma simultânea, em intensidade clinicamente relevante e por um período de tempo para o qual
o tratamento concomitante seja apropriado. Na justificativa
da racionalidade da associação, é necessário que se faça uma
argumentação sobre suas vantagens (efeito aditivo dos princípios ativos e simplificação do regime terapêutico) frente às
desvantagens (dificuldade de ajuste individual da posologia
para diferentes pacientes)* (Anvisa, 2010).

Castanha-da-índia e associações, como ADF, se en-
quadram nas recomendações e diretrizes anteriores sob
os seguintes aspectos:

- Castanha-da-índia e associações podem tanto ser
  indicadas a pacientes que nunca receberam seus componentes isoladamente quanto àqueles que os receberam, porém sem a eficácia esperada
- As concentrações de seus princípios ativos são fixas
- A associação dos princípios ativos da castanha-da-índia
  e associações simplifica o tratamento, o que pode
  melhorar a complacência do paciente à terapia
- Em um país de dimensões continentais como o Brasil, a ADF de castanha-da-índia e associações faci-
  litam a logística de distribuição de seus princípios
  ativos em comparação à de forma individual
- A ADF de castanha-da-índia e associações barateiam
  o custo do tratamento em relação à venda de seus
  princípios ativos individualmente

- Os princípios ativos de castanha-da-índia e associações contribuem individualmente para cada um dos mecanismos fisiopatogênicos envolvidos na IVC, sendo os sintomas associados simultâneos e clinicamente relevantes
- A castanha-da-índia e associações podem ser utilizadas como medicação de primeira ou segunda linhas no controle da IVC.

7. Indicação da castanha-da-índia e associações

Controle sintomático da IVC leve a moderada de membros inferiores, fragilidade capilar e de hemorroidas.

8. Segurança da castanha-da-índia e associações

8.1 Tolerabilidade

Hipersensibilidade é contraindicação à associação. Não há toxicidade documentada em seu uso crônico ou subagudo. Reações adversas descritas são desconforto gastrintestinal, vertigem, dor de cabeça e prurido. A dosagem excessiva está associada a hipotensão, sialorreia, diarreia, neurotoxicidade e hepatotoxicidade. No que concerne à segurança reprodutiva, o medicamento deve ser evitado em grávidas e lactantes (embora não existam evidências de teratogenicidade humana); não há evidências de comprometimento sobre a fertilidade masculina (Gallelli, 2019; McIntyre, 2012; NIH, 2021; PDR, 2008; Simões, 1999).

8.2 Interações medicamentosas

Quercetina pode reduzir a eficácia de antibacterianos da classe das quinolonas por mecanismo competitivo, influenciar o risco de genotoxicidade da cisplatina, potencializar o efeito de citarabina, fludarabina, varfarina e antiagregantes plaquetários, bem como aumentar o metabolismo de saquinavir. A vitamina C pode proteger os flavonoides em geral de sua oxidação e inibir sua absorção celular. A quercetina pode inibir antibióticos da classe das quinolonas por mecanismo competitivo. A castanha-da-índia interage por mecanismo somatório com anticoagulantes e salicilatos, ao passo que a erva-de-bicho pode fazê-lo com fármacos IMAO (a espécie é inibidora da enzima), tetraciclinas, estatinas e paracetamol (Behling, 2008; Filho, 2005; McIntyre, 2012; NIH, 2021; No authors, 2009; PDR, 2008; Simões, 1999).

9. Conclusões

De acordo com Ayaz et al. (2020):

A etnofarmacologia, uma fonte de descobertas medicamentosas baseada em conhecimento, desempenha um papel significativo na busca de drogas originárias de plantas, animais e outros recursos naturais. O Prêmio Nobel de 2015 pela descoberta de um antimalárico pertencente à Medicina Tradicional Chinesa, aponta para o potencial oculto e entusiasmante das terapias naturais. Cerca de 500 mil espécies de plantas são descritas no mundo, a maior parte ainda por ser explorada. Perto de oitenta por cento da população mundial utilizam formas alternativas de tratamento devido às mesmas serem economicamente viáveis, acessíveis e relativamente seguras. Plantas medicinais, portanto, abrigam um potencial para preencher o hiato nas práticas medicamentosas atuais, ao mesmo tempo em que podem guardar respostas para temas cruciais em saúde (Ayaz, 2020).

A IVC é uma síndrome de grande prevalência, incapacitante física e psicologicamente em seus estágios mais avançados e, até o momento, sem perspectiva de tratamento curativo. Acreditamos que a castanha-da-índia e associações, conforme detalhado neste compêndio, possam representar uma contribuição significativa dentro da especialidade fitomedicamentosa, no manejo clínico da IVC em nosso país. Da mesma forma, poderá ser explorado o desenvolvimento futuro sob a forma de associações com outras espécies ou insumos farmacêuticos ativos vegetais delas derivados.

Glossário

Angiospérmico: que produz flores.

Decocção: técnica de extração de substâncias químicas de uma matriz, mediante sua inserção em um solvente em ebulição.

Dicotiledôneas: plantas angiospérmicas cujo embrião possui dois ou mais cotilédones.

Etnofarmacologia: disciplina de orientação científica voltada ao estudo farmacológico de plantas medicinais tradicionais.

Flavonoides: classe química de polifenóis derivados de plantas, caracterizados por um esqueleto composto de 15 átomos de carbono que formam dois anéis fenil e um anel heterocíclico oxigenado (**Figura 4**).

Monocotiledôneas: plantas angiospérmicas cujo embrião possui apenas um cotilédone.

Percolação: filtração.

Saponinas: glicosídeos de esteroides ou de terpenos policíclicos. Propriedades físico-químicas e biológicas correlatas a essa classe são hidrossolubilidade elevada, ação sobre fosfolipídios de membranas celulares e capacidade em formar complexos com moléculas esteroidais e proteínas.

Saponinas esteroidais: saponinas anfifílicas cuja parte lipofílica aglicona (esteroide ou triterpênica) é ligada a uma parte hidrofílica glicídica.

Triterpênico: que possui 30 átomos de carbono.

Bibliografia

Altinterim B. Citrus, rutin and on their vein permeability effects. Res J Agric Environ Manag. 2014; 3(2):80-1.

Anvisa. Guia para registro de novas associações em dose fixa. 2010. Formulário de fitoterápicos. 2. ed. 2021.

Ayaz M, Ahmad I, Abdul S et al. Persicaria hydropiper (L.) Delarbre: a review on traditional uses, bioactive chemical constituents and pharmacological and toxicological activities. J Ethnopharmacol. 2020; 6;251:112516.

Beebe-Dimmer JL, Pfeifer JR, Engle JS et al. The epidemiology of chronic venous insufficiency and varicose veins. Ann Epidemiol. 2005; 15(3):175-84.

Behling EV, Sendão MC, Francescato HDC et al. Flavonoide quercetina: aspectos gerais e ações biológicas. Alimentos e Nutrição Araraquara. 2008; 15(3):285-92.

Bogachev V, Arribas JMJ, Baila S et al. Management and evaluation of treatment adherence and effectiveness in chronic venous disorders: results of the international study VEIN Act Program. Drugs Ther Persp. 2019; 35:396-404.

Chua LS. A review on plant-based rutin extraction methods and its pharmacological activities. J Ethnopharmacol. 2013; 12; 150(3):805-17.

Dickson S, Gallagher J, McIntyre L et al. An open study to assess the safety and efficacy of Aesculus hippocastanum tablets (Aesculaforce 50 mg) in the treatment of chronic venous insufficiency. J Herb Pharmacother. 2004; 4(2):19-32.

Diehm C, Trampisch HJ, Lange S et al. Comparison of leg compression stocking and oral horse-chestnut seed extract therapy in patients with chronic venous insufficiency. Lancet. 1996; 3; 347(8997):292-4.

Dutra LS. Desenvolvimento e validação de metodologias analíticas para quantificação de β-escina em extratos de Aesculus hippocastanum L. (castanha-da-índia). [dissertação]. Juiz de Fora: Faculdade de Farmácia e Bioquímica, Universidade Federal de Juiz de Fora; 2012. 109 p.

European Medicines Agency. Committee for Proprietary Medicinal Products. Note for Guidance on Fixed Combination Medicinal Products. The European Agency for the Evaluation of Medicinal Products. Human Medicines Evaluation Unit. 1996. Note for Guidance on European Union herbal monograph on Aesculus hippocastanum L., semen. 2020.

Filho AW. Potencial analgésico de flavonoides: estudo do mecanismo de ação da quercetina. [dissertação]. Itajaí: Ciências Farmacêuticas, Univali; 2005. 95 p.

Food and Drug Administration. Center for Drug Evaluation and Research. Guidance for Industry. US Department of Health and Human Services. 1978.

Food and Drug Administration. Title 21 (vol. 5). Food and Drugs. Chapter I. Department of Health and Human Services. Subchapter D. Drugs for Human Use. Part 300 (General). Subpart B. (Sec. 300.50). Combination Drugs. 2020 (revised).

Gallelli L. Escin: a review of its anti-edematous, anti-inflammatory, and venotonic properties. Drug Des Devel Ther. 2019; 27; 13:3425-37.

Ganeshpurkar A, Saluja AK. The pharmacological potential of rutin. Saudi Pharm J. 2017; 25(2):149-64.

Gong G, Qin Y, Huang W et al. Rutin inhibits hydrogen peroxide-induced apoptosis through regulating reactive oxygen species mediated mitochondrial dysfunction pathway in human umbilical vein endothelial cells. Eur J Pharmacol. 2010; 25; 628(1-3):27-35.

Hendler SS, Rorvik D. PDR for nutritional supplements. Quercetin. 2nd ed. Montvale (NJ): Thomson Healthcare; 2008.

Hendler SS, Rorvik D. PDR for nutritional supplements. Rutin. 2nd ed. Montvale (NJ): Thomson Healthcare; 2008.

Idris S, Mishra A, Khushtar M. Phytochemical, ethanomedicinal and pharmacological applications of escin from Aesculus hippocastanum L. towards future medicine. J Basic Clin Physiol Pharmacol. 2020; 10; 31(5):/j/jbcpp.2020.31. issue-5/jbcpp-2019-0115/jbcpp-2019-0115.xml. doi: 10.1515/jbcpp-2019-0115.

Jayachandran M, Zhang T, W Ziyuan et al. Isoquercetin regulates SREBP-1C via AMPK pathway in skeletal muscle to exert antihyperlipidemic and anti-inflammatory effects in STZ induced diabetic rats. Mol Biol Rep. 2020; 47(1):593-602.

Machado H, Nagem TJ, Peters VM et al. Flavonoides e seu potencial terapêutico. Boletim do Centro de Biologia da Reprodução. 2008; 27(1-2):33-9.

Martins AR. Morfoanatomia, germinação e perfil químico de espécies de *Smilax* L. [tese]. Campinas: Instituto de Biologia, Universidade Estadual de Campinas; 2009. 160 p.

McIntyre A. Guia completo de fitoterapia: um curso estruturado para alcançar a excelência profissional. São Paulo: Pensamento; 2012. 256 p.

Medeiros MFT, De Senna-Vale L, Andreata RHP. Histórico e o uso da "salsa parrilha" (Smilax spp.) pelos boticários no Mosteiro de São Bento. Rev Bras Bioc. 2007; 5(S1):27-9.

Ministério da Saúde e Anvisa. Monografia das espécies Polygonum hidropiperoides e Polygonum acre (erva-de-bicho). 2014.

Negahdari R, Sepideh Bohlouli S, Sharifi S et al. Therapeutic benefits of rutin and its nanoformulations. Phytother Res. 2021; 35(4):1719-38.

NIH (National Institutes of Health). Horse Chestnut. [cited 2021 May 16]. Available from: https://www.nccih.nih.gov/health/horse-chestnut.

No authors. Aesculus hippocastanum (horse chestnut). Alternative Medicine Review. 2009; 14(3):278-82.

Ottillinger B, Greeske K. Rational therapy of chronic venous insufficiency-chances and limits of the therapeutic use of horse-chestnut seeds extract. BMC Cardiovasc Disord. 2001; 1:5.

Paris CAM, Soares RMB. Efficacy and safety on use of dried horse chestnut extract in the treatment of chronic venous insufficiency of the limbs. Rev Bras Med; 1993; 50(11):1563-5.

Park G, Kim TM, Jeong Hee Kim JH et al. Antioxidant effects of the sarsaparilla via scavenging of reactive oxygen species and induction of antioxidant enzymes in human dermal fibroblasts. Environ Toxicol Pharmacol. 2014; 38(1):305-15.

Pimenta REF. Comparação de eficácia e segurança no tratamento da insuficiência venosa crônica grave (CEAP 6): ablação endovenosa por radiofrequência *versus* ablação endovenosa por *laser versus* escleroterapia por espuma *versus* elastocompressão. [tese]. Botucatu: Faculdade de Medicina, Universidade Estadual Paulista "Júlio de Mesquita Filho"; 2018. 110 p.

Pittler MH, Ernst E. Horse chestnut seed extract for chronic venous insufficiency. A criteria-based systematic review. Arch Derm. 1998; 134:1356-9.

Pittler MH, Ernst E. Horse chestnut seed extract for chronic venous insufficiency. Cochrane Database Syst Rev. 2012 14; 11(11):CD003230.

Reader's Digest. Segredos e virtudes das plantas medicinais: um guia com centenas de plantas nativas e exóticas e seus poderes curativos. [place unknown]: Reader's Digest; 1999. 416 p.

Santler B, Goerge T. Chronic venous insufficiency – a review of pathophysiology, diagnosis, and treatment. J Dtsch Dermatol Ges. 2017; 15(5):538-56.

Santos EOL. Mecanismo de ação de flavonoides no metabolismo oxidativo e na fagocitose de neutrófilos humanos desencadeados por receptores Fc-gama e CR. [tese]. Ribeirão Preto: Faculdade de Ciências Farmacêuticas de Ribeirão Preto, Universidade de São Paulo; 2010. 33 p.

Shi Y, Chen X, Liu J et al. Isoquercetin improves inflammatory response in rats following ischemic stroke. Front Neurosci. 2021; 9; 15:555543.

Siebert U, Brach M, Sroczynski G et al. Efficacy, routine effectiveness, and safety of horsechestnut seed extract in the treatment of chronic venous insufficiency. A meta-analyis of randomized controlled trials and large observational studies. Int Angiol. 2002; 21(4):305-15.

Simões CMO, Schenkel EP, Gosman G et al. Farmacognosia: da planta ao medicamento. 5. ed. Porto Alegre: Editora da UFSC/UFRGS Editora; 1999.

Sirtori CR. Aescin: pharmacology, pharmacokinetics and therapeutic profile. Pharmacol Res. 2001; 44(3):183-93.

Soares AN. Morfoanatomia, perfil químico e propagação de Smilax fluminensis Steud. (Smilacaceae). [tese]. Piracicaba: Escola Superior de Agricultura "Luiz de Queiroz", Universidade de São Paulo; 2010. 76 p.

Soares MKM. Anatomia e perfil químico da salsaparrilha comercializada no estado de São Paulo. [tese]. Piracicaba: Escola Superior de Agricultura "Luiz de Queiroz", Universidade de São Paulo; 2013. 70 p.

Sofiati FT. Estudo fitoquímico e atividades biológicas preliminares de extratos de Polygonum acre (Polygonaceae) H.B.K. e Synadenium carinatum (Euphorbiaceae) Boiss. [dissertação]. Araraquara: Faculdade de Ciências Farmacêuticas, Universidade do Estado de São Paulo; 2009. 100 p.

Souza AJF. Avaliação dos efeitos antimicrobianos de rutina e quercetina *in vitro*. [dissertação]. Campinas: Instituto de Biologia – Departamento de Bioquímica, Universidade Estadual de Campinas; 2009. 62 p.

Suter A, Bommer S, Rechner J. Treatment of patients with venous insufficiency with fresh plant horse chestnut seed extract: a review of 5 clinical studies. Adv Ther. 2006; 23(1):179-90.

Tomba ACB. Composição flavonídica e atividades biológicas da Dimorphandra mollis Benth. [tese]. São Paulo: Instituto de Biociências, Universidade de São Paulo; 2015. 202 p.

Tonny TS, Sultana S, Siddika F. Study on medicinal uses of Persicaria and Rumex species of polygonaceae family. J Pharmacog Phytoch. 2017; 6(6):587-9.

Trental. Bulário de produto (profissional de saúde). Aventis Pharma.

Underland V, Sæterdal I, Nilsen ES. Cochrane summary of findings: horse chestnut seed extract for chronic venous insufficiency. Glob Adv Health Med. 2012; 1(1):122-3.

Wang C-P, Shi Y-W, Tang M et al. Isoquercetin ameliorates cerebral impairment in focal ischemia through anti-oxidative, anti-inflammatory, and anti-apoptotic effects in primary culture of rat hippocampal neurons and hippocampal CA1 region of rats. Mol Neurobiol. 2017; 54(3):2126-42.

WHO. Regulatory Challenges. WHO Drug Information. 2003; 17(3):174-7.

Youn YJ, Lee J. Chronic venous insufficiency and varicose veins of the lower extremities. Korean J Intern Med. 2019; 34(2):269-283.

Zink A, Samadelli M, Gostner P et al. Possible evidence for care and treatment in the Tyrolean Iceman. Intern J Paleopath. 2019; 25:110-7.